AF343777

NOTE SUR L'ENSEIGNEMENT

ET

L'EXERCICE DE LA MÉDECINE

EN DANEMARK

Par le Dr A. DUREAU

Membre de la Société d'Anthropologie de Paris, de l'Association scientifique de France, etc., etc.

(Extrait de l'*Opinion médicale*)

PARIS

IMPRIMERIE DUBUISSON ET Ce

5, RUE COQ-HÉRON, 5

—

1870

L'ENSEIGNEMENT

ET

L'EXERCICE DE LA MÉDECINE

EN DANEMARK

La révision de la loi sur l'exercice de la médecine, celle des règlements relatifs à son enseignement, sont depuis longtemps, en France, à l'ordre du jour. Il n'est donc pas sans intérêt d'examiner l'état actuel de cet exercice et de cet enseignement à l'étranger. Plusieurs mémoires récents nous ont initiés plus ou moins complétement et plus ou moins exactement, aux us et coutumes des universités allemandes, et M. le professeur Wurtz, dans son intéressant rapport de l'année dernière, a exposé l'état actuel de l'enseignement clinique dans les villes principales de la Confédération germanique.

Je voudrais faire connaître aux lecteurs de ce journal en quoi consiste cet enseignement dans un petit pays qui, s'il n'occupe pas sur la carte de l'Europe un large espace, n'en est pas moins placé au premier rang, alors qu'il s'agit d'une bonne organisation administrative, d'enseignement et d'instruction publique. Je veux parler du Danemark, que les hasards d'un congrès scientifique nous ont permis de traverser, trop rapidement sans doute, à en juger par les sympathies avec lesquelles ont été accueillis les chercheurs, médecins naturalistes ou archéologues, pendant leur séjour en Scandinavie.

L'on sait que sous le rapport de l'instruction primaire, le Danemark est l'un des pays les plus avancés de l'Europe. (La France, hélas ! ne vient qu'en quatrième ligne, après la Suisse et la Prusse). L'enseignement est gratuit et obligatoire et les enfants doivent fréquenter l'école primaire de sept à quatorze ans. Copenhague possède plusieurs établissements pour perfectionner l'instruction des élèves qui viennent des écoles primaires de la province, et plusieurs de ces écoles sont ouvertes les soirs et le dimanche. Le nombre de jeunes gens de la campagne qui les fréquentent est considérable. Un certain nombre d'écoles supérieures entretenues par des donations particulières sont payantes, mais accessibles à un certain nombre de boursiers, et si j'insiste sur ce point, qui fait vraiment honneur au Danemark, c'est qu'un jeune homme studieux, persévérant, jouit ainsi de toutes les richesses scientifiques et universitaires du pays, sans bourse délier, et peut sans difficultés devenir médecin, avocat, etc.

Heureux pays que ce Danemark, les impôts y sont presque nuls, et cependant le budget de l'Etat se solde par un excédant de recettes!.. Mais nous devons nous borner à examiner ce qui intéresse la médecine.

ENSEIGNEMENT. — Il n'y a qu'une Faculté de médecine en Danemark établie dans la capitale, à Copenhague ; il n'y a point d'écoles secondaires. Cette faculté suffit pour assurer le nombre de médecins nécessaires à un pays où l'hygiène est généralement bien entendue et qui est rendu d'ailleurs très-salubre par le voisinage de la mer. La Faculté confère, comme en France, deux grades en médecine : le doc teur et le médecin (*Kandidat*) ; mais ces deux grades diffèrent du tout au tout, avec ceux de docteur en médecine et d'officier de santé, en France. Le premier grade, celui de *Kandidat* (médecin), est exigé par la loi pour pouvoir exercer la médecine et la chirurgie, à l'exclusion de l'art obstétrical pour lequel un certificat d'aptitude est requis et que reçoivent les médecins après un stage obligatoire à la maternité de Copenhague ; mais tous les médecins le subissent et les *kandidats* représentent la presque universalité du corps médical danois. Le deuxième grade, celui de docteur en médecine et en chirurgie, est réservé pour ceux qui aspirent à l'enseignement, à des fonctions administratives élevées, ou aux places de médecins en chef d'hôpitaux ; peu d'étudiants le demandent. Notre grade d'officier de santé, avec ses attributions restreintes, n'existe donc pas en Danemark.

L'on a beaucoup écrit et discuté en ces derniers temps sur la division des médecins en deux catégories, telle qu'elle existe en France, en vertu d'une loi, un peu surannée, il faut bien le dire, sans pour cela songer à lui manquer de respect. Mais si l'on s'incline devant la vieillesse, l'on ne doit pas suivre aveuglément ses conseils ; je ne prétends donc pas instruire ici le procès en instance, le savant rédacteur en chef de ce journal saura bien trouver le moment opportun, je dois seulement rappeler que tout le monde est d'accord pour reconnaître que cette division des deux grades est préjudiciable autant aux intérêts de la science qu'à ceux des malades.

Je ne citerai qu'un seul exemple. Un blessé qui ne connaît pas les nuances de la loi française fera demander le praticien qui demeure le plus près de son domicile ; celui-ci accourt, et, après un premier examen, est obligé de se retirer parce qu'il se trouve en présence d'une grande opération, et que la loi lui défend de la tenter. Le temps se perdra à la recherche du médecin privilégié et l'opération sera faite trop tard. Cet incident, sur lequel on devra insister, se présente souvent dans les grandes villes et dans les localités avoisinant les grands établissements industriels. L'on n'a pas dit assez non plus que le brevet d'officier de santé est encore réclamé chez nous, parce qu'il *coûte moins* à obtenir.

Il s'agit ici de dépenses pécuniaires préalables, assez lourdes à supporter, mais impérieusement réclamées aujourd'hui pour le grade de docteur en médecine, double baccalauréat, etc. Que ces études soient réduites au nécessaire, que l'enseignement soit facilement distribué, le plus gratuitement possible et la carrière médicale devient accessible à tous; l'on pourra sans inconvénient modifier la loi. En attendant, il n'échappera pas à nos lecteurs que la loi danoise est beaucoup plus simple. Un seul grade, celui de médecin, permettant d'exercer toute la médecine et la chirurgie (avec un stage, cependant, obligatoire à la Maternité pour pouvoir se livrer à la pratique obstétricale) et un titre, celui de docteur, pour ceux qui aspirent au professorat et doivent certainement justifier d'aptitudes spéciales et d'une instruction plus complète.

Poursuivons notre examen.

Toute personne se destinant à la carrière médicale peut, dès l'âge de 18 ans, se faire inscrire sur un registre *ad hoc*, au siége de l'Université, à Copenhague, et dès lors est

tenu bénévolement, c'est-à-dire sans signa-
ture exigée par une feuille de présence, de
suivre les cours préparatoires de chimie, de
physique, de zoologie et de botanique, cours
publics qui ne sont pas destinés seulement
aux élèves en médecine. Un examen sur ces
branches spéciales de l'enseignement est ordinairement passé dans la deuxième année
d'inscription ; s'il n'est pas satisfaisant sur
toutes les parties, l'élève doit étudier et se
présenter de nouveau. S'il est satisfaisant,
l'élève peut immédiatement se faire inscrire
comme élève externe dans un des grands hôpitaux de la ville, l'hôpital de la commune
(*Commune hospitalet*) et l'hôpital Frédéric
(*Frédérik hospital*). Il lui suffit de se présenter avec son certificat aux médecins ou chirurgiens en chef desdits hôpitaux ou à leurs
adjoints, ordinairement chargés de la première instruction et de la discipline très-
simple des établissements hospitaliers, et il
doit dès lors assister aux visites du soir et
du matin, ainsi qu'aux instructions faites à
l'hôpital, aux cours de la Faculté, tant à l'hôpital qu'à ceux d'anatomie et de physiologie
qui ont lieu à l'Institut, bâtiment annexe de
la Faculté de médecine.

Ainsi, dès le lendemain de son inscription,
l'élève en médecine peut et doit fréquenter
les hôpitaux. C'est là toute la simplicité et
l'économie du système danois, son assi-

duité aux cours divers de la Faculté devient une nécessité, par le seul fait de l'émulation.

Aussi pas de présences obligatoires, l'élève qui ne travaille pas est bien vite éliminé par le seul fait du roulement des élèves entre eux pour la place et la position d'élève externe fixe. En effet, dès que l'élève externe est jugé suffisamment instruit par ses chefs de service, il aide aux pansements, et c'est parmi ces externes que sont choisis les externes fixes à la suite d'un vote auquel prennent part : les chefs de service, les internes et les externes eux-mêmes. Il faut deux ans à deux ans et demi pour arriver à cette première classe. Les externes fixes font un véritable service à l'hôpital, ils remplacent les internes, en cas de besoin, et c'est tout naturellement parmi eux que sont nommés les internes par la direction des hôpitaux, mais sur la proposition des médecins chefs des services. Les internes reçoivent les malades qui arrivent à l'hôpital, ils les examinent et ordonnent le premier traitement. Ils sont chargés en outre des journaux d'observation, et secondent le médecin-adjoint. Le plus ordinairement ce sont eux-mêmes des *Kandidats* médecins déjà reçus qui attendent une place de médecin-adjoint dans un service quelconque. Nous n'avons pas en France, au moins dans les hôpitaux de grandes villes, de postes semblables. A Copenhague le médecin-adjoint partage vraiment le service avec le médecin en chef, ses attributions sont plus grandes encore que celles de nos chefs de clinique.

Après deux années d'études, l'élève peut passer son examen, mais l'on comprend que ce laps de temps est presque toujours dépassé. L'examen comprend quatorze épreuves divisées en deux parties :

Première partie : Anatomie, dissections, physiologie, pharmacologie ;

Deuxième partie : Pathologie interne, pathologie externe (épreuves écrites), médecine légale, clinique médicale, clinique chirurgicale, opérations chirurgicales, anatomie pathologique, pathologie générale, pathologie interne et externe (épreuves orales), clinique obstétricale.

L'élève peut subir ces quatorze épreuves en une seule fois, mais cela est excessivement rare ; l'examen est presque toujours passé en deux fois, à un intervalle qui ne peut dépasser deux années.

Le jury d'examen se compose de trois membres : un professeur de la Faculté et deux examinateurs pris parmi les médecins qui ne sont pas professeurs. C'est un système mixte entre le système français, où les examinateurs sont tous des professeurs, et le système belge, par exemple, où le jury se

compose de médecins non professeurs de la
Faculté.

Il est attribué à l'élève des points après
chaque épreuve. Ces points additionnés donnent un *premier caractère avec distinction*; un
premier caractère; un *deuxième caractère au
premier degré*; un *deuxième caractère au deuxième degré;* un *troisième caractère.* Ainsi
qu'il en est de même partout, les deux ex-
trêmes c'est-à-dire le *premier caractère avec
distinction* et le *troisième caractère,* sont rare-
ment distribués.

Si l'élève a obtenu l'un de ces caractères,
il est reçu médecin (*kandidat*) et a le droit
d'exercer la médecine et la chirurgie dans
tout le pays; il peut aspirer à diverses places
de médecins d'état ou des communes dont
les fonctions ont quelque analogie avec nos
médecins cantonaux ; ceux chargés du service de la vaccine, les médecins d'épidémies,
etc; mais il ne peut faire des accouchements
qu'après avoir passé par l'hôpital de la Maternité de Copenhague, où il devient interne
de six semaines à trois mois, jusqu'à ce que
le professeur de la Faculté, médecin en chef
de cet hôpital, lui ait délivré un certificat
d'aptitude. Ce stage obligatoire est ordinairement subi dans la première année qui suit
celle de la réception du médecin (kandidat).

Pour être reçu docteur en médecine, il

faut avoir obtenu le *premier caractère* à l'examen de médecin-kandidat, être muni d'un certificat d'aptitude du professeur chef du service de la Maternité et présenter une thèse sur un sujet laissé à la volonté du postulant.

Si cette thèse est acceptée par la Faculté, elle est soutenue publiquement et défendue contre deux professeurs de la Faculté et même contre les auditeurs, chacun ayant le droit de poser des questions à l'auteur de la thèse ; cette défense de thèse rappelle les usages de nos anciennes écoles de médecine. Cela se passe très-sérieusement à Copenhague, et je dois dire que les thèses de 1868 qui m'ont été remises sont toutes d'excellentes monographies.

L'on sait que la plupart de celles qui sont soutenues en France sont loin de constituer des mémoires sérieux. Le diplôme de docteur à Copenhague (l'on remettait encore, il y a peu de temps un anneau) donne quelques priviléges, mais de l'ordre purement administratif. Il est aussi indispensable, avons-nous dit plus haut, pour pouvoir aspirer aux chaires de la Faculté, enfin, c'est parmi les docteurs que l'Etat choisit les médecins en chef des hôpitaux. Les professeurs libres agrégés de la Faculté doivent être munis de ce diplôme.

Tout l'enseignement médical est entièrement gratuit, de même que celui des autres branches universitaires. Le niveau des études médicales en Danemark est en progrès, les étudiants ayant de très-grandes facilités pour se perfectionner dans la pratique de leur art. L'accès facile des hôpitaux, les ressources des bibliothèques importantes de la capitale, (la bibliothèque royale compte près de 500,000 volumes et la bibliothèque spéciale de l'Université près de 250,000) où le prêt des livres est la règle générale ; la vie de famille des étudiants, qui presque tous se connaissent, trouvent, s'ils le désirent, dans un établissement qui leur est propre, toute l'installation de la vie matérielle, loyer, pension, etc.: tout contribue à entretenir une émulation et une confraternité bien profitables aux intérêts de la science. Un fort beau cercle, dû à l'initiative privée, les réunit après les heures d'étude.

Naguère encore, un certain nombre de médecins, munis de leur diplômes, voyageaient un an ou deux à l'étranger. Quelques-uns se rendaient en France pour visiter nos hôpitaux et suivre nos cliniques. Presque tous, en traversant l'Allemagne, s'y arrêtaient volontiers et n'allaient pas au delà ; mais depuis la guerre injuste de 1864, les étudiants danois, très-nationaux, ont, d'un commun accord, presque tous renoncé à ce voyage ; « nous ne voulons plus parler allemand, » nous disaient-ils assez fièrement. Les médecins qui sont à la tête de l'enseignement scientifique en Danemark ont, pour la plupart, séjourné à Paris; mais les jeunes médecins sont plus sédentaires, ou bien ils préfèrent l'Angleterre, où les appelle un système de liberté plus en rapport avec celui sous lequel ils vivent. D'autre part, et pour répondre aux récentes doléances, fort légitimes d'ailleurs, de la presse médicale sur le petit nombre d'étudiants étrangers qui passent par nos Facultés (90 seulement depuis 1866), il faut tenir compte des progrès accomplis dans les autres pays, en ce qui concerne l'organisation de l'enseignement scientifique en général, et celle de l'étude de la médecine en particulier. Lorsque Paris absorbait le plus grand nombre des étudiants étrangers qui voyageaient en Europe (4 à 500 chaque année), un certain nombre d'Etats secondaires en étaient encore à chercher, pour ainsi dire, les basés de leur enseignement, à fonder ou à relever leurs Universités. Pour ne parler que de faits récents, faut-il s'étonner que la Turquie, l'Egypte, les Principautés Danubiennes, etc., envoient moins aujourd'hui d'élèves à Paris qu'il y a vingt ans? Non. Ces États ont pu établir des écoles de médecine à l'instar des nôtres, et le déplacement des élèves, qui était autrefois une nécessité, n'a plus aujourd'hui de raison d'être.

Quoi qu'il en soit, et pour en revenir au Danemark, je dois à la vérité de déclarer que j'ai trouvé l'instruction des jeunes médecins fort élevée. Dans mes pérégrinations à travers le mouvement scientifique de ce petit pays si sympathique, j'ai dû me rencontrer avec une vingtaine de membres du corps médical, médecins d'hôpitaux ou simples médecins de la ville. Presque tous parlent et écrivent aisément trois langues : le français, l'anglais et l'allemand, outre leur langue maternelle. Je ne crois pas qu'il en soit de même chez nous, où l'on désapprend très-vite les langues mortes que l'on n'a jamais bien sues, sans apprendre mieux pour cela les langues vivantes.

L'Université, dont font partie les diverses Facultés, dépend du ministère de la Justice et de l'Instruction publique. Il est institué près de ce ministère un collége de santé composé de dix médecins et de deux pharmaciens. Ce collége est appelé à donner son avis sur toutes les questions qui intéressent l'hygiène publique, l'organisation des secours en cas d'épidémie, etc.; les pharmacies de la capitale sont visitées par ses soins. Dans toutes les villes importantes existe une commission de santé dont les travaux sont analogues à ceux du collége. Enfin tous les districts ont des médecins chargés de visiter les pauvres, d'inspecter les pharmacies, etc. Ces médecins sont salariés par l'État ou les communes et nommés par le roi.

Le nombre des médecins établis à Copenhague est de 212 pour une population de 180,000 habitants, soit environ 1 pour 850. A Paris, la proportion est, on le sait de 1 pour 900, et, tandis que pour la France entière, la proportion donne 1 médecin pour 2,100 habitants, elle est en Danemark de 1 pour 3,300. Cependant la mortalité est moins élevée dans ce dernier pays.

La Faculté de médecine se compose actuellement de dix professeurs, qui nomment entre eux leur doyen. Les chaires sont les suivantes :

Clinique médicale (à Frédérik Hopital) ; clinique chirurgicale (à Frédérik Hopital) ; Accouchement et gynécologie (à la Maternité); anatomie ; physiologie ; pathologie interne; anatomie pathologique et pathologie générale; chirurgie et médecine opératoire; médecine légale et hygiène publique ; pharmacologie.

Le mode de recrutement des professeurs a lieu à l'aide du concours public. Le jury du concours est composé de 7 membres, dont 4 professeurs de la Faculté et 3 membres de la Société royale de médecine.

Le professeur est nommé à vie. Les médecins et chirurgiens en chef des hôpitaux sont choisis parmi les professeurs de la Faculté, cependant le roi, par faveur spéciale, peut nommer directement à ces emplois, pourvu que le titulaire soit docteur médecin; mais ce sont de bien rares exceptions.

La Faculté donne tous les ans des prix aux élèves, consistant ordinairement, comme chez nous, en médailles d'or ou sommes d'argent. Le concours a lieu sur composition écrite dont le sujet est donné chaque année par la Faculté.

Indépendamment des cours de la Faculté, tous les médecins en chef des hôpitaux sont tenus de faire des cours à leurs élèves ; les médecins adjoints les secondent à cette occasion, et les instructions se font très-régulièrement à l'hôpital.

L'anatomie, la physiologie, la pharmacologie, l'hygiène publique et la médecine légale, sont professées à l'Institut, bâtiment appartenant à la Faculté.

Le cours complet d'anatomie, histologie, dissections, préparations anatomiques, anatomie comparée, est fait en deux ans et demi environ. Le musée anatomique est bien installé. Le professeur actuel, M le docteur Schmidt, est un anatomiste distingué, nommé à la suite d'un concours brillant. Il est assisté d'un prosecteur, médecin-kandidat. Le local destiné aux dissections et ses annexes m'ont paru bien exigus.

La physiologie est professée par M. Panum, qui autrefois, à Kiel, avant la guerre avec la Prusse, avait su réunir autour de sa chaire un grand nombre d'élèves. M. le professeur Panum enseigne à la fois la physiologie et aussi, en dehors du programme obligatoire, la chimie appliquée à la médecine. C'est une innovation, en Danemark, dont il est le promoteur et au succès de laquelle il consacre tout le temps dont il peut disposer. Ce cours spécial de deux leçons par semaine est très-suivi ; il est payant, mais les recettes sont destinées aux frais du laboratoire. Les locaux dont dispose le professeur dépassent comme nombre et aménagement bien entendus (laboratoires, salles pour les instruments de physique, amphithéâtre pour les cours, musée, etc.) ce que nous connaissons de mieux agencé en France.

Une collection de crânes, remarquable plutôt par le choix que par la quantité, fait partie du musée physiologique ; une collection plus petite existe aussi dans le musée d'anatomie ; il serait à désirer que ces collections fussent réunies, et l'on pourrait y joindre ceux que nous avons remarqués au musée si important des antiquités du Nord. Ces derniers pourraient être remplacés par des moules, et l'on aurait ainsi le commencement d'une collection ethnologique intéressante.

La pharmacie est réglementée d'une manière très-simple ; le nombre des pharmacies est limité. Après avoir suivi les cours spéciaux, l'élève passe une examen devant une commission de pharmaciens en exercice, et s'il est reconnu capable, il peut s'établir en achetant une officine. Les pharmacies sont inspectées par les soins du collége de santé ou par les médecins de district, ainsi que je l'ai indiqué plus haut.

Il me paraît inutile, après un exposé qui ne sera lu que par des médecins, de faire ressortir les caractères différentiels de l'enseignement de la médecine en Danemark comparé à ce qu'il est en France. Toutefois, sans prétendre que cet enseignement soit sans défauts, il y a lieu d'insister sur sa simplicité et sa gratuité, sur la possibilité et la nécessité pour les étudiants de suivre de bonne heure la clinique des hôpitaux, sur le fonctionnement des jurys d'examen, dont les membres ne sont pas tous, à la fois, professeurs et examinateurs. Les médecins des hôpitaux n'ont pas, la plupart sans doute, passé par le concours, mais cela viendra dans un temps prochain. En attendant, par le seul fait de leur nomination, ils peuvent librement professer à leur hôpital et sont même obligés de le faire : ce qui établit une sorte d'émulation entre eux-mêmes et les professeurs titulaires de la Faculté.

Assistance publique. — Je ne connais pas de capitale où l'assistance publique hospitalière soit mieux entendue qu'à Copenhague. Il y aurait fort peu de modifications à apporter dans le mode de distribution de cette assistance pour qu'elle devînt le type à proposer aux grandes villes soucieuses de leurs pauvres.

Copenhague possède cinq grands hôpitaux : L'hôpital de la commune (Kommune hospitalet); l'hôpital commun (Almindeligt hospital); l'hospice des aliénés (Sainthans hospital); tous trois entretenus aux frais de la ville, et l'hôpital royal Frédéric (Frederik hospital); et la Maternité. Ces deux derniers sont subventionnés par l'Etat à l'aide d'un capital autrefois donné, et leurs revenus, ainsi que les quelques recettes provenant des malades payants, sont suffisants pour l'entretien de ces établissements. Il existe dans la ville diverses maisons de santé de bien moindre importance, entre autres un petit hôpital d'enfants, fondé par des dons particuliers, diverses cliniques spéciales, soutenues par des donateurs ou établies par des médecins ; ces dernières ont nécessairement un caracère plus transitoire.

Kommune hospitalet, l'hôpital de la Commune, mérite d'être connu de nos lecteurs. J'ai visité la plupart des grands hôpitaux de l'Europe, et celui de Copenhague me paraît devoir être placé au premier rang, tant pour ses dispositions particulières d'ordre monumental, sa situation exceptionnelle, que pour l'organisation intérieure du service et les amélio rations de détails hygiéniques apportées dans sa construction ; toutes réserves faites sur le *commodo et l'incommodo* des grands hôpitaux.

Kommune hospitalet est situé sur une éminence, dans l'un des faubourgs de la ville, faubourg qui est une fort belle promenade ; des pelouses ornées d'arbustes l'entourent, et le visiteur arrivant le long de sa façade extérieure jouit d'une vue magnifique. Ce qui frappe tout d'abord, c'est que le bâtiment est entouré d'air, de soleil, de jardins de toutes parts, et que les cours où sont placés les malades sont toutes ouvertes d'un côté. M. le docteur Vernois, si compétent en matière d'hygiène, a publié en 1866, dans les *Annales d'Hygiène publique et de Médecine légale*, une intéressante notice qui contient tous les détails de distribution intérieure de ce grand établissement hospitalier, qu'il considère aussi comme l'un des mieux organisés de l'Europe. Je crois devoir y renvoyer tous ceux qui auraient à s'occuper de l'amélioration ou de la construction d'un hôpital. Je me bornerai à signaler ce qui frappe plus particulièrement le médecin qui visite *Kommune hospitalet*.

L'hôpital peut recevoir 800 malades. Il est divisé en quatre services : deux de médecine, un de chirurgie, et un spécial pour les maladies contagieuses (peau et maladies vénériennes, à l'exclusion cependant des malades prostituées reçues dans un autre hôpital). Chaque service médical comprend par service : un médecin en chef, chef du service, un médecin adjoint, trois internes et un nombre variable d'externes des deux classes. Le service chirurgical comprend : un chirurgien en chef, chef du service, un chirurgien adjoint, quatre internes, et de même un nombre variable d'externes. Le service des maladies contagieuses, organisé comme les précédents, compte aussi quatre internes. Les médecins et chirurgiens en chef doivent être docteurs ; les médecins adjoints *kandidats* (médecins), mais souvent sont déjà docteurs. De même que les internes sont la plupart reçus *kandidats*, espérant et attendant une position de médecin ou de chirurgien adjoint. Les internes doivent alterner dans tous les services de l'hôpital ; ils sont nommés pour trois ans et reçoivent 150 rixdales par an (425 fr.). Ils sont tenus d'aller faire aussi un stage dans l'hospice des aliénés. Les médecins et chirurgiens adjoints sont aussi nommés pour trois ans et reçoivent 300 rixdales (850 fr.) Les médecins et chirurgiens en chef, sont nommés pour six ans et reçoivent 1,000 rixdales (2,840 francs). Le chirurgien en chef et les médecins et chirurgiens adjoints sont logés à l'hôpital.

Il y a dans tous les services deux visites par jour : une le matin, une le soir. A la première, faite par le chef du service, assistent le médecin ou chirurgien adjoint, les internes et les externes. A celle du soir, faite par le médecin ou le chirurgien adjoint, assistent les externes. Les internes, à l'exception de celui qui est de service, ne sont pas tenus de s'y trouver. Le pharmacien n'est pas présent à ces visites, comme chez nous. Le chef du service chirurgical, ou son adjoint, donne des consultations gratuites à l'hôpital. Il y a des malades payants, et l'hôpital reçoit aussi les membres des sociétés de secours mutuels qui ont passé un traité avec l'établissement.

L'administration est confiée à un conseil qui a pour président l'un des quatre bourgmestres (maires) de la ville. Les médecin et chirurgien en chef font partie de ce conseil. Les malades peuvent être visités par leurs parents trois fois par semaine, et même tous les jours s'ils le désirent ; comme j'exprimais à cet égard mon étonnement, le médecin qui m'accompagnait me répondit : « Mais ce n'est pas trop de voir ses parents tous les deux jours quand on est malade, et nous ne nous plaignons pas de la bonne influence de ce remède moral. »

Pour donner une idée complète de l'organisation des services médicaux de ce bel établissement, nous prendrons le service de chirurgie, qui, par sa nature, est un peu plus compliqué que les service de médecine et exige un plus grand nombre de locaux. Ce service est situé au second étage (en Danemark, le rez-de-chaussée comptant pour un étage); nous remarquons tout d'abord un large corridor où sont ouvertes d'un côté toutes les portes des salles de malades, celle des locaux divers du service chirurgical proprement dit, et de l'autre, les ouvertures des pièces servant de chauffoirs, les salles de bains, les cabinets d'aisance. Les fenêtres et les chambres de malades donnent toutes sur les jardins ; celles des pièces opposées, sur les cours, cours tout ouvertes d'ailleurs d'un côté, à l'exception de celle du bâtiment central: ce qui était indispensable pour relier entre eux les deux bâtiments principaux de l'hôpital qui représentent bien les deux lignes horizontales parallèles d'un vaste rectangle ouvert à chaque extrémité, avec un carré au milieu ; au rez-de-chaussée et à chaque extrémité des services se trouve une machine qui, mue à la main, transporte à chaque étage l'alimentation et ses ustensiles divers, les tisanes, objets de literie, linge, etc., et tous ces objets, parvenus à leur destination, sont placés sur des petits wagonnets à larges roues de cuir ou de caoutchouc, et s'arrêtent devant chaque porte.

Aussi nulle odeur dans les salles et corridors, où rien ne séjourne ; nul encombrement dans les escaliers. En entrant par l'extrémité du corridor la plus près de la ville, nous

sommes dans le service chirurgical hommes.
A gauche du palier, c'est-à-dire dans l'angle
du bâtiment qui avance un peu sur la façade
et forme pavillon, se trouve une chambre
pour l'examen des malades, une salle à cinq
lits et une chambre à deux lits. En reprenant
le corridor et le suivant par la droite jusqu'au bout, nous trouvons une salle à dix lits
(il n'y en a pas de plus grande à Copenhague),
une chambre d'infirmière, au fond de laquelle
se trouve une autre petite pièce à son usage,
et ainsi de suite en alternant; quatre salles à
dix lits et quatre chambres d'infirmiers. Dans
les cloisons de ces dernières est placé un vi-
trage qui permet d'exercer une surveillance
indispensable, lorsque l'infirmière se trouve
dans sa chambre.

Nous passons devant une salle vide et qui
vient d'être blanchie à la chaux, opération
qui doit se répéter chaque année pour toutes
les chambres de malades. Nous trouvons en-
suite un petit musée d'anatomie pathologique et normale, une salle d'électrisation, une
chambre d'infirmière et son annexe; ladite
infirmière spéciale pour la salle d'opérés à
deux lits qui suit; puis la salle d'opérations
avec amphithéâtre pour les élèves, qui laisse
loin derrière elle, comme agencement, les
mieux aménagées de nos hôpitaux parisiens;
à côté, deux cabinets pour instruments et appareils rangés avec ordre dans les vitrines

qui garnissent ces pièces ; la chambre des internes de garde, une autre chambre d'opérés à un lit, une pièce destinée aux élèves pour l'étude, et, en continuant dans le même ordre que ci-dessus, cinq salles à dix lits et cinq chambres d'infirmiers (nous sommes dans le service chirurgical hommes) ; une salle d'examen des malades, et à l'extrémité, dans le corps formant pavillon, de même que du côté opposé, une chambre à deux lits et une à trois lits.

Ceux de nos lecteurs qui ont l'habitude de jeter les yeux sur un plan auront bien compris que la salle d'opérations et son amphithéâtre sont dans la partie centrale du bâtiment : de telle sorte, que cette salle et ses annexes sont au milieu d'un service hommes et d'un service de femmes, avec chacun leur salle d'opérés, leurs salles de malades, leurs chambres d'infirmiers, et, on le verra tout à l'heure, leurs chauffoirs, salles de bains, cabinets d'aisance, etc.

Les malades femmes sont suffisamment séparées des malades hommes, grâce aux dispositions de ce pavillon central, et chaque sexe a également son jardin, ses promenoirs, son bâtiment de bains, etc. En remontant le corridor jusqu'à notre point de départ, nous trouvons encore une chambre à trois lits séparée de celle que nous venons de quitter par une chambre d'infirmier, et en suivant, de

distance en distance, les chauffoirs, petits offi-
ces où se conservent les aliments et les tisanes
qui n'ont pu être utilisées à leur arrivée, et où
se prépare ce qui est urgent et ce qu'il est indispensable d'avoir toujours sous la main
dans un hôpital : eau chaude, etc. L'extrémité
du corridor, comme celle qui lui est opposée,
est de même terminée par une chambre à
trois lits et une chambre d'infirmière. Ainsi
donc, d'un côté de ce vaste corridor les chambres de malades et d'infirmiers, et les pièces
du service médical ou chirurgical ; de l'autre,
les baignoires, chauffoirs, cabinets d'aisance.
Ces derniers sont tenus avec une propreté
remarquable, grâce à leur multiplicité, à l'a-
bondance de l'eau, aux excellentes conditions
hygiéniques qui ont présidé à leur établissement.

Dans chaque aile rejoignant les deux bâtiments principaux, et sans quitter le service
que nous visitons, nous trouvons une chambre à un lit, une à deux lits, une chambre
d'infirmier et son annexe, sept chambres à un
lit, une chambre d'infirmier et deux chambres à un lit ; l'autre aile latérale, est distri-
buée de même. Celle qui se présente la première fait partie du service femmes, l'autre
est naturellement en regard du service hommes dont elle fait partie. Ces chambres à un
lit sont généralement destinées aux malades
payants ; elles ouvrent sur un corridor, les

fenêtres sont sur le jardin, absolument comme dans les bâtiments principaux ; chaque corridor possède aussi : salle de bains, cabinets d'aisance, chauffoir.

Le système d'aération ne laisse rien à désirer. Les salles sont assez grandes pour le nombre de lits qu'elles doivent contenir. Les lits sont sans rideaux. La chaleur est fournie par une machine puissante qui la distribue dans tous les locaux, et la ventilation a lieu au moyen de prises d'air et de tuyaux de ventilation placés dans toutes les pièces habitées et dans tous les corridors. L'éclairage est fait au gaz, mais les appareils des corridors restent seuls allumés la nuit. Des deux becs de chaque salle, l'un est fermé à huit heures du soir, l'autre à dix ; ils ne donnent d'ailleurs que la clarté nécessaire aux besoins du service. Le nombre de cubes d'air, par malade et par heure, dépasse un peu la moyenne de Paris, qui est entre 41 et 42. Elle est de 43 à Copenhague pour les salles à dix lits, et de 50 pour les autres.

L'organisation du service des bains est remarquable. — Outre les baignoires dans chaque service de malades, pour ceux d'entre eux qui ne peuvent se déplacer, se trouvent, au rez-de-chaussée, deux bâtiments spéciaux ; l'un du côté des hommes, l'autre du côté des femmes. Chacun de ces bâtiments comprend une antichambre, une chambre pour le désha-

billement des malades, une série de cabinets
de bains, le local des douches muni d'appareils divers, le local des bains russes, une salle
de repos. Nous avons remarqué aussi, dans le
service des femmes syphilitiques, une chambre d'appareils à injection fort ingénieux, dus
à l'initiative du médecin en chef, M. Engelsted.
Les malades peuvent se faire elles-mêmes les
injections nécessaires, et elles n'y manquent
pas chaque jour.

Il faut citer aussi le grand nombre de jardins, de promenoirs couverts affectés à chaque service hommes, femmes; hommes, femmes syphilitiques, etc. Le logement mis à la
disposition des médecins-adjoints et des internes est relativement somptueux, si l'on
songe à la modeste armoire-placard octroyée
à nos chefs de service des hôpitaux de Paris.
A Copenhague, les médecins en chef qui ne
logent pas à l'hôpital ont tous un cabinet ou
deux pièces ; ceux qui sont logés ont la jouis-
sance d'une petite chambre à coucher et d'un
cabinet-salon fort convenablement meublés.

Les autres hôpitaux de Copenhague, l'hôpital Frédéric, l'hôpital commun et la Maternité, sont situés dans l'un des plus beaux
quartiers de la ville, le plus beau peut-être
pour la largeur des rues, l'absence de bruit,
etc.; mais c'est toujours la ville, et la mortalité y est un peu plus élevée. Placés dans des
bâtiments déjà anciens, ils ressemblent à

tous nos vieux hôpitaux. Le service médical et le service chirurgical proprement dits y sont organisés à peu près comme à l'hôpital de la commune. C'est à l'hôpital Frédérik que se trouvent les deux cliniques officielles de la Faculté. L'hôpital commun (*Almindeligt hospital*) est à la fois hôpital et hospice, puisqu'il reçoit les incurables, les teigneux et autres affections graves de la peau, les malades syphilitiques (prostituées), etc.

La Maternité mérite de fixer l'attention en raison des progrès réalisés par son organisation. Je veux parler de l'isolement à l'hôpital et de la répartition d'un certain nombre de femmes enceintes dans la ville et leur accouchement dans un logis où elles se trouvent placées aux frais de l'administration.

Clinique de la Faculté, la Maternité sert à l'instruction des médecins (kandidats) et des élèves sages-femmes. Son personnel se compose du professeur de la Faculté, médecin-chirurgien en chef du service, d'un chirurgien-adjoint qui remplace celui-ci en son absence et a plus spécialement l'inspection du service dans les succursales, et celle des enfants en nourrice ; d'un chef de clinique qui aide à l'instruction des élèves dans les annexes de l'hôpital ; d'un interne logé à l'hôpital qui seconde le chirurgien en chef pour la même instruction ; enfin de six internes remplacés après un intervalle de service de six semaines à trois mois. Les internes sont tous des médecins reçus qui, ainsi que je l'ai dit plus haut, veulent acquérir le droit de pratiquer les accouchements ; ils font le service tant à l'intérieur qu'à l'extérieur de l'établissement. Le chirurgien-adjoint et le médecin-chirurgien en chef de clinique sont nommés pour un an, le médecin-chirurgien en chef pour trois ans.

Le nombre des élèves sages-femmes est de 34 par année ; 30 sont de la campagne, 4 de la ville. Celles de la campagne demeurent neuf mois à la Maternité et prennent part à tous les devoirs de la maison. Elles sont sous les ordres de la sage-femme en chef et sous la direction du médecin en chef. Elles reçoivent, à la fin de leur stage, un certificat d'aptitude, après un examen passé devant une commission composée : du médecin en chef de l'hôpital, du médecin supérieur de la ville et d'un membre de la commission supérieure de santé. Les sages-femmes ne doivent pas employer les instruments, elles ne peuvent faire que des accouchements naturels ; cependant, en l'absence du médecin qu'elles ont fait mander et en cas d'urgence, elles peuvent tenter quelques manœuvres obstétricales, version, etc.

La Maternité de Copenhague est fort bien installée. L'isolement des femmes accouchées

de celles en travail est là un fait accompli,
grâce à l'initiative du professeur Stadfeldt,
actuellement médecin-chirurgien en chef. Il
n'y a pas de salle commune dans l'hôpital.
Chaque femme a sa chambre. De plus, l'ac-
couchée ne reste pas dans la pièce où l'accouchement a eu lieu, mais est reportée aus-
sitôt dans sa chambre particulière.

Les chambres des femmes accouchées ont
toutes leur ouverture sur deux grands corridors bien ventilés ; les fenêtres de ces
chambres donnent sur une des belles et plus
saines rues de la ville. Les chambres de
travail sont situées dans l'angle du bâtiment
et séparées autant qu'il est possible des autres chambres ; occupées seulement pendant
le travail, elles sont presque toujours vides
et peuvent être constamment aérées. M. le
docteur Tarnier, qui réclamait récemment
avec instance l'isolement des femmes accouchées de celles qui doivent l'être, serait au
moins satisfait sous ce rapport, s'il visitait
Copenhague; car la citation du nom de cette
ville qu'il a faite dans son mémoire semble
indiquer qu'il n'a pas vu par lui-même, mais
sans doute par le témoignage d'autrui, témoignage qui doit remonter à une époque
déjà antérieure. La Maternité de Copenhague
est évacuée pendant deux mois chaque année.
Tout au plus y garde-t-on quelques femmes
entrées vers la fin de l'année scolaire ou les

filles-mères. Les succursales de l'établissement suppléent complètement au service.
Quelques femmes mariées sont accouchées
dans des chambres particulières louées partie à leur compte, partie aux frais de l'hôpital, en cas d'indigence.

Tous les locaux de cet hôpital sont tenus
avec une propreté rigoureuse, et la plupart
des ouvrières aisées de nos grandes villes
n'ont pas de chambre plus confortable que
celles que nous avons visitées. Le médecin-
chirurgien en chef, la sage-femme en chef
et un interne, sont logés. Etant admis que
pour l'instruction pratique, et par des motifs
d'économie, les Maternités sont utiles, celle
de Copenhague me paraît devoir être citée
comme un bon modèle à imiter. Cependant,
il est juste de reconnaître que la fièvre puer-
pérale n'est pas absente des résultats nécro-
logiques de cet établissement. Elle a diminué,
elle n'est point chassée. Nul doute que sa
proportion dans la mortalité ne puisse s'atté-
nuer encore, si, dans l'espèce, la Maternité
pouvait être placée hors de la ville, si les
cours pouvaient être ouvertes sur un jardin,
etc. L'honorable chirurgien en chef de la Maternité de Paris va encore plus loin. Il récla-
me un isolement beaucoup plus réel entre
les bâtiments consacrés aux femmes malades
et ceux où continueraient à rester les femmes
indemnes de toute affection contagieuse. Dé-

pense pour dépense, il paraîtrait plus simple de placer en ville le plus grand nombre de femmes possibles, puisque tout le monde est d'accord sur les dangers dés grands hôpitaux.

Les annexes ou succursales de la Maternité de Copenhague constituent vraiment le progrès efficace pratique qu'il faut demander aux dispensateurs de la charité publique. L'économie du système est bien simple. L'administration loue dans divers quartiers de la ville des chambres pour les femmes prêtes d'accoucher. La location de ces chambres a un caractère transitoire, et il est facile de les remplacer ou de les laisser inoccupées, selon que les intérêts du service l'exigent.

Toutes les malades sont soignées, visitées par le service médical de la Maternité, sous la direction du chirurgien adjoint et la responsabilité du chef du service ; et les mères, surveillées comme à l'hôpital, se trouvent ainsi placées dans les conditions des femmes qui accouchent chez elles.

On peut encore objecter que le personnel médical est le même à l'hôpital que dans ces succursales : d'où un certain danger pour le transport de l'épidémie, dit-on. Avec un personnel suffisant, il sera toujours facile d'éviter ce danger. J'ajoute que des détails administratifs, très simples et inutiles à indiquer ici, facilement modifiables selon les lieux et les circonstances, règlent l'admission des malades à la participation de ce mode d'assistance qui fait grand honneur au pays qui, le premier, l'a si bien compris. Il est à peine inauguré ; j'en ferai connaître les résultats dans une publication spéciale. L'isolement complet à l'hôpital fait présager, m'écrit-on, une diminution notable de la mortalité dans cette partie importante du service hospitalier.

Je compte appeler prochainement l'attention des médecins sur l'hospice des aliénés de Copenhague, sur l'école supérieure d'agriculture et vétérinaire, et sur le muséum d'histoire naturelle. L'école d'agriculture est sans contredit l'établissement le plus important de ce genre qui existe en Europe, et le nouveau muséum est sans doute l'un des plus riches et surtout le mieux classé, le mieux agencé et le plus monumental. J'espère aussi présenter à ceux de nos confrères qui s'intéressent à ces questions les résultats scientifiques et statistiques des grands établissements nosocomiaux du Danemark et, aux administrateurs, j'offrirai les résultats budgétaires des mêmes établissements.

Qu'il me soit permis, en terminant ce premier mémoire, de remercier MM, les professeurs Fenger, Panum, Stadfeldt et Schmidt, et MM. les docteurs Holmer, Philippsen et Adler, de leur obligeant concours. Je dois surtout à MM. Stadfeldt et Philippsen d'avoir pu étudier facilement dans tous ses détails le service médical des hôpitaux de Copenhague, et je ne puis oublier non plus que c'est grâce à l'accueil si sympathique de l'éminent magistrat placé à la tête de la cité danoise que j'ai pu recueillir tous les documents et toutes les pièces nécessaires. Je prie l'honorable M. Broestrup d'être assuré de ma reconnaissance.

Paris. — Imp. de Dubuisson et Cᵉ, r. Coq-Héron, 5.